国家卫生健康委员会医政医管局指导
北京市卫生健康委员会审定

第一目击者
心肺复苏标准教程

指　导　焦雅辉　钟东波　李　昂　王　斐　曹　昱　于海玲

主　审　张文中　杨　桦

主　编　陈　志

副主编　温新华　王小刚

顾　问　于学忠　敖虎山　郭树彬　张国强　秦　俭

编　委　孙　粤　田　力　尹宝荣　赵　晔　徐思勤　聂冬妮
　　　　刘　扬　韩鹏达　王　坤　刘　江　王超杰　白海龙

秘　书　杜振和　李万国

人民卫生出版社
·北京·

图书在版编目（CIP）数据

第一目击者心肺复苏标准教程 / 陈志主编 . —北京：人民卫生出版社，2021.8（2023.6 重印）

ISBN 978-7-117-31803-7

Ⅰ.①第… Ⅱ.①陈… Ⅲ.①心肺复苏术－技术培训－教材 Ⅳ.①R605.974

中国版本图书馆 CIP 数据核字（2021）第 137603 号

人卫智网	www.ipmph.com	医学教育、学术、考试、健康，购书智慧智能综合服务平台
人卫官网	www.pmph.com	人卫官方资讯发布平台

第一目击者心肺复苏标准教程

Di-yi Mujizhe Xinfei Fusu Biaozhun Jiaocheng

主　　编：陈　志

出版发行：人民卫生出版社（中继线 010-59780011）

地　　址：北京市朝阳区潘家园南里 19 号

邮　　编：100021

E - mail：pmph @ pmph.com

购书热线：010-59787592　010-59787584　010-65264830

印　　刷：廊坊一二〇六印刷厂

经　　销：新华书店

开　　本：710×1000　1/16　　印张：4

字　　数：63 千字

版　　次：2021 年 8 月第 1 版

印　　次：2023 年 6 月第 2 次印刷

标准书号：ISBN 978-7-117-31803-7

定　　价：40.00 元

打击盗版举报电话：010-59787491　E-mail：WQ @ pmph.com

质量问题联系电话：010-59787234　E-mail：zhiliang @ pmph.com

学术支持单位

中国医院协会急救中心（站）分会

中国心胸血管麻醉学会急救与复苏分会

中华医学会科学普及分会

中华医学会急诊医学分会

中国医师协会急诊医师分会

北京急救中心

北京急救医疗培训中心

国际创伤生命支持（ITLS）中国分部（120）

序

当一个人的心脏停止跳动时,决定生死的时间窗往往是最初的 4~6 分钟。然而很多时候,在等待救护车到来时,许多鲜活的生命已经错过了最佳抢救时机。公众的急救意识水平和在现场进行自救互救的能力是一个国家社会发展程度的重要标志。中共中央、国务院印发的《"健康中国 2030" 规划纲要》中强调要提高全民健康素养,加强全民安全意识教育。其中大力开展急救科普教育,增强人民群众的自救互救能力,提高中华民族的急救素养,是实现"健康中国"伟大蓝图的重要保障。

公众的现场急救行为,虽然其实施者大都不是专业医疗人员,但是其行为事关人民的生命健康,仍然属于医学研究和管理的范畴。急救科普的医学科学性、规范性是其发展的根基。公众现场急救必须与属地 120 院前医疗急救体系的专业抢救相结合。120 院前医疗急救机构应根据我国医疗临床实际经验,结合国际先进理念,制定中国社会公众现场急救科普的培训内容和技术标准。

目前我国在公众的急救普及率和公共场所应急物资配置方面,与国际发达国家还存在较大差距。今后政府将进一步加大投入,尽快出台国家急救立法,在完善城乡专业医疗急救体系的同时,将急救科普工作纳入国家基本公共卫生服务项目当中。引导更多的社会资源参与急救培训事业,大力促进急救科普工作的发展,在社会上建成保基本、广覆盖、多层次、网络化的急救培训体系。逐步扩大公众急救培训普及率,提升我国人民的急救素养,增强自救互救能力,构建"社会大急救"综合应急体系。

欣闻在北京市急救立法的推动下,北京市卫生健康委员会委托中国医院协会急救中心（站）分会、北京急救中心等单位的专家编写了我国第一个具有明确法律依据的《北京市社会医疗急救培训－急救证书系列课程教学大纲（修订版）》，并据此撰写了一套标准化的急救培训教材，《第一目击者心肺复苏标准教程》是其中之一。这套教材的出版，为规范全国急救科普培训的教学内容和技术标准提供了依据，为建立健全国家急救科普教育体系、提高急救科普服务能力提供了专业基础。相信伴随本套教材的出版，规范、实用的急救知识与技能一定会更好更快地向广大公众普及和推广，让更多的生命在危急关头得到第一目击者及时、规范、有效的紧急救助。

乐为序！

张宗久

原国家卫生健康委员会医政医管局局长

清华大学医院管理研究院常务副院长

2021 年 5 月

前 言

当一个人的心脏突然停止跳动时,第一目击者的急救行为直接影响着患者的生存概率。让社会公众掌握心肺复苏相关技术,从第一目击者变为第一响应人,在紧急关头及时施救,挽救心搏骤停患者的生命是院前急救最重要的一环。近几年,各地急救立法相继颁布,倡导公众学习急救知识,提高自救、互救能力,鼓励第一目击者在 120 专业急救人员到达前对患者实施紧急现场救护。特别是 2021 年 1 月 1 日起施行的《中华人民共和国民法典》中"总则"第一百八十四条,为"好心人救人免责"提供了明确的法律依据。

无论是 120 专业抢救,还是社会公众第一目击者现场救助,都是涉及生命健康的医学科学问题,需要严谨、严肃地对待,救助者对生命和疾病要永远抱有敬畏之心。为了规范现场急救技术,根据《北京市院前医疗急救服务条例》,北京市卫生健康委员会委托中国医院协会急救中心(站)分会、北京急救中心等单位撰写并发布的《北京市社会医疗急救培训 – 急救证书系列课程教学大纲(修订版)》是我国迄今为止第一个具有明确法律依据的公众急救科普培训的教学大纲。本书是大纲中公众"心脏拯救者课程"授证课程的指定教材,由大纲的撰写者编写。

中国公众在现场实施的急救技术既要符合国际规范,也要适应中国国情,更要与属地 120 院前医疗急救体系的服务能力和特点有效衔接,只有这样才能最大程度挽救生命。本书着重介绍了现场急救原则与程序,心肺复苏和自动体外除颤技术的概念与应用方法,并采用独具特色的行动表格引导操作步骤。技术标准参考国际复苏联合会、美国心脏协会、欧洲复苏协会的最新指南,同时结合中国本地经验。

本书编者均为具有 120 专业急救丰富经验的专家，也是国际学术组织认证的资深讲师，在多年医疗和教学实践中总结出适合中国公众学习并利于掌握的教学方法和技术路径。文字力求简洁明快，通俗易懂，也适合公众自我阅读学习。

学习急救，自助助人，挽救生命，你也可以！

主　编

2021 年 5 月

目 录

第一部分　现场急救

第二部分　心肺复苏与自动体外除颤器应用技术

第一部分 现场急救

教学目标

掌握：

1. 现场急救原则。
2. 现场急救程序——急救四步法。
3. 启动急救系统的方法。

熟悉：

1. 现场评估方法。
2. 患者评估方法。

了解：

1. 现场急救概念。
2. 公共急救包的配置。

1. 现场急救概述

为什么要学习急救?

当一个人的心脏停止跳动时,决定生死的时间窗往往是最初的4~6分钟。然而很多时候,在等待救护车到来时,许多鲜活的生命已经错过了最佳的抢救时机。

世界卫生组织提供的统计资料表明:全世界每年的创伤患者,约20%因创伤后没有得到及时救治而死亡。国内部分统计资料显示因急性心肌梗死死亡的病例中有70%由于未能及时到医院就诊而死于现场或转送途中。因此掌握一些必备的急救知识和技能,在关键时刻能为生命赢取时间,避免伤病加重,挽救自己、亲人或他人的生命。目前我国无论是公众的急救普及率还是公共场所急救物品的配备,与发达国家相比还存在差距。"健康两手抓,一手抓保健,一手抓急救,两手都要硬"。提高公众急救素养、加强社会急救能力建设是实现健康中国伟大蓝图的基础。

因此,大力开展公众急救培训,让每一个第一目击者都能变成第一响应人,在急救现场给予患者及时正确的抢救是挽救生命的首要环节。

(一)概念

1. 第一目击者   指在现场第一个发现意外情况的人。第一目击者可以是亲属、朋友、同学、同事,也可以是路人等社会公众。第一目击者在现场如家庭、办公室、学校、公园、运动场所、影剧院、火车站、地铁、航站楼发现有人受伤、有人生病的意外情况,如果他/她具备一定的急救能力,能及时救助患者,也被称为现场急救的第一响应人。

2. 现场急救　公众参与的现场急救是指意外或急症发生时,在专业急救人员到达前,第一目击者依照科学救助的原则,为发病或受伤的患者实施初步的紧急救助。

(二) 学习急救的目的

1. 挽救生命　掌握必要的急救知识和技能可以在关键时刻对急危重伤病患者进行及时的现场急救,从而达到挽救生命的目的。

2. 改善预后　当伤病发生时,第一目击者的正确急救,可使患者发生二次伤害的风险降到最低,同时促进身体的康复。

(三) 学习急救的意义

1. 时间就是生命　当伤病发生后,每一分、每一秒的延迟都会带来不可挽回的损失。掌握急救知识、技能可以使公众早期识别警示征象、尽快拨打急救电话、尽快给予必要的紧急救助措施,争取时间,挽救生命。

2. 正确施救　正确的施救可以避免伤残或避免疾病进一步恶化,挽救患者的生命;不正确或错误的施救,不仅不能达到挽救生命的目的,反而会给患者带来新的伤害和严重后果。

3. 贵在预防　学习急救可以提高人对环境的判断能力、紧急应变能力等综合急救素养。在日常生活中,这些能力可以防患于未然,避免很多意外事件的发生,让生活更安全。

现场急救的原则

(一) 安全原则

1. 确保安全　在采取任何行动之前,请务必确认施救现场环境安全,并在施救过程中持续评估,避免身陷险境。有时候患者可能由于酒精或药物的作

1

用而具有攻击性,盲目的施救有可能带来更大的伤亡,施救者应随时评估环境的风险级别,确保自身、围观群众和患者的安全,必要时离开危险的现场。

2. 自身防护 施救者在完成对现场安全性的评估后,接触患者前应采取通用的防护措施,包括正确洗手、使用个人防护用品、处理污染物品等,降低感染疾病的风险。在急救箱内应配备个人防护设备(手套、护目镜、口罩等)。在实施急救前后,施救者应用流动的清水和肥皂水反复洗手,时间不少于20秒,或用其他方法清洁双手。如果不能洗手,请使用免洗洗手液。

3. 防止二次伤害 在实施急救时,可考虑使用呼吸面罩、人工呼吸防护膜以减少与患者的口对口直接接触。接触到利器和尖锐物品如玻璃碎片时,施救者应特别留心,避免划破手套或导致手指受伤。没有把握时不可盲目处理,防止加重损伤和二次伤害。

(二)时间原则

1. "钻石4分钟" 患者发生呼吸、心搏骤停后,大脑皮质耐受缺血、缺氧的时间仅为4~6分钟。在4分钟内实施高质量的心肺复苏可大大提高抢救成功率,改善预后。

2. "铂金20分钟" 目前我国120到达现场的响应时间为10~20分钟,部分地区可能更长。第一目击者如能在等待急救车时对患者进行及时正确的救治,就能大大提高抢救成功率。

3. "黄金时段" 近年来,人们发现很多急危重伤病患者,如果能在特定的时间窗内接受特殊治疗,就会明显缓解病情,改善预后。例如:急性心肌梗死患者抢救的最佳时段为120分钟(从发病到医疗人员开通患者闭塞的冠脉血管时间),即黄金时段为120分钟;急性缺血性脑卒中的最佳时段为3小时(从卒中症状出现到医务人员将溶栓药物注入患者身体的时间),部分患者延长至4.5小时也可获益,即黄金时段为4.5小时。其他危重症和重大创伤都有特定的最佳治疗的时间窗。

4. 争分夺秒 第一目击者应该树立"时间就是生命,时间就是健康"的观念,争分夺秒地安排各项急救事宜。从打急救电话120开始,到患者被送往医院期间,医患沟通的有效性直接影响到患者治疗的关键时间节点。家属应给予医务人员必要的信任,积极配合,为医疗救治争取时间。尽量避免因医患沟通不利等原因导致患者错过接受专业治疗的时间窗,影响患者的康复和痊愈。

(三)告知原则

1. 表明身份,征得同意　在实施急救之前,如果患者有意识,先向其表明自己身份,询问是否需要帮助,在征得同意的前提下进行救助。

2. 有效沟通,避免误解　施救者应语言清晰简洁,保持同理心,避免因患者的误解而产生敌意。

3. 没有反应,立即施救　对于没有反应的患者,不要耽误时间,在环境安全的前提下立即施救。

注意:在施救过程中,要对患者的隐私给予保护,避免向他人泄露患者的个人信息、伤势及病情等。在急救过程中,除非必要,在公共场所应尽量避免不必要的身体暴露(尤其在为女性患者施救时),如需暴露时应给予必要的遮挡。在急救过程中要注意保留相关证据。这些证据是后期分析事故原因、判断病情,进行刑事侦查、民事诉讼的重要线索和依据。

(四)科学原则

1. 科学性　在施救时所采取的一切措施都应遵循公认的科学原则,避免非常理行为,例如立即拔除插在患者胸部的刃器显然不是明智的决定。

2. 有效性　尽可能采取正确、有效的急救措施。

公共急救包的配置

公共急救包内配置物品,可根据当地具体情况增加或减少。以下为《北京市公共场所医疗急救设施设备及药品配置指导目录（试行）》推荐的急救配置，供参考。

1. 急救包 急救包内基础性急救设施设备及药品配置见表 1–1。

表 1–1 基础性急救设施设备及药品配置

名称	规格	单位	数量
碘伏棉签	双头 8cm	根	20
碘伏消毒片	30mm × 65mm	片	20
酒精消毒片	30mm × 65mm	片	20
无菌纱布块	75mm × 75mm	块	5
弹性绷带	50mm × 4 500mm	卷	1
	75mm × 4 500mm	卷	1
自粘性绷带	75mm × 4 500mm	卷	1
	100mm × 4 500mm	卷	1
急救止血绷带	100mm × 4 500mm（敷料内含壳聚糖等生物止血材料）	卷	2
压缩曲线纱布	110mm × 3 500mm	包	2
急救包扎包	150mm × 1 200mm（敷料内含壳聚糖等生物止血材料）	个	1
	200m × 1 400mm（敷料内含壳聚糖等生物止血材料）	个	1
三角巾	1 000mm × 1 000mm	条	5
旋压式止血带	38mm × 890mm	条	2
可塑夹板	110mm × 920mm	套	2

名称	规格	单位	数量
普通创可贴	吸收垫尺寸 25mm×18mm	片	20
自粘伤口创可贴	6cm×7cm	片	5
人工呼吸防护膜	210mm×300mm	个	5
生理盐水	15ml	支	2
化学冰袋	100mm×160mm	袋	2
医用棉签	100mm	根	20
弯头绷带剪刀	18.5cm×9.1cm	把	1
塑料镊子	120mm	把	1
一次性丁腈手套	M 码	副	10
一次性医用口罩	17.5cm×9.5cm	个	10
护目镜	30mm×150mm	个	2
铝膜保温毯	1 600mm×2 100mm	个	5
专用逃生哨	峰值:130dB	个	1
电子体温计	不含水银	个	1
强光手电	最高亮度:350 流明及以上; 连续照明时间:3 小时	个	1
医疗废物收集袋	黄色不透明 600mm×700mm	个	2

注:cm,厘米;mm,毫米;ml,毫升;dB,分贝。

2. 自动体外除颤器及配件　自动体外除颤器及配件见表1-2。

表 1-2　自动体外除颤器及配件

名称	规格	单位	数量
自动体外除颤器	双向波 / 全自动或半自动模式	台	1
弯头绷带剪刀	18.5cm×9.1cm	把	1
人工呼吸防护膜	210mm×300mm	片	2
除颤电极片	成人	副	2
除颤电极片	儿童（选配）	副	1
一次性剃须刀	手动	个	1

2. 现场急救程序

在救助患者时,遵循一定的程序是很重要的。急救现场环境复杂,人力、物力资源有限,很难面面俱到。按照一个科学的程序工作,可以帮助施救者分清主次,把握重点,条理清晰地处理复杂的急救问题。在紧急情况下,有的程序往往可以同时进行,例如边急救边呼救,即在紧急施救时打开手机免提模式拨打急救电话 120 呼救。

现场评估与患者评估

(一)现场评估

1. 评估内容　包括判断施救现场安全、做好个人防护、了解患者人数、了解事故的原因和受伤机制,如遇特殊现场需要同时呼叫多部门联动。以上均应在未接触患者之前完成。如果遗漏这一步骤,就可能使施救者和患者的生命都暴露在危险之中。

2. 受伤机制　是指患者受伤的方式和机理,比如高处坠落伤、交通伤或爆炸伤等。从现场情况中很容易获得,有时需在对患者或旁观者询问中得出,这对评估患者伤情很有帮助。

(二)患者评估

1. 评估内容　检查患者有无致命性大出血,检查生命体征包括意识、呼吸和脉搏,以及对创伤患者的伤势进行检查。

（1）致命性大出血：确认现场安全后，接近患者的过程中观察其全身有无肉眼可见的活动性大出血，如有严重出血则应第一时间给予有效止血。

（2）检查意识反应：首先向神志清楚的患者表明身份，征求同意。如大声询问："你好，我学过急救，需要帮助吗？"征得同意后再施救。如患者无反应，轻拍患者双肩大声呼唤，如"你哪里不舒服，请睁开眼睛！"。

如患者对任何刺激都没有反应即可认为意识丧失。此时应立即呼唤旁人帮忙并拨打急救电话120，拿来附近的急救物品。

如患者意识不清，但有呼吸和脉搏，应立即处理可能危及生命的病情，病情允许时将患者放置为复原卧位（即稳定的侧卧位，图2-1），确保气道通畅。

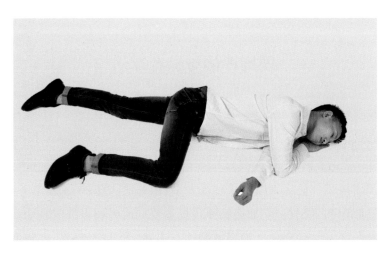

图2-1 复原卧位

（3）检查气道：如果患者意识丧失，喉部肌肉就会松弛，舌根后坠，阻塞气道，呼吸时发出异常响声（有的类似打鼾声），甚至阻碍呼吸。因舌肌连着下颌，如果采取开放气道的手法，将下颌提起，可使舌根上抬，从而使气道通畅。

观察患者是否有异常呼吸杂音，小心清除患者口腔内的呕吐物、痰、血块等异物，使气道通畅。

（4）检查呼吸：通过观察患者胸腹部起伏、口鼻的呼吸动作来评估呼吸，如果观察5~10秒未见到患者胸腹部起伏，没有口鼻呼吸动作，即可认为患者已无呼吸。

有时患者会出现濒死叹息样呼吸,表现为呼吸频率很慢,呼吸时张嘴并伴有下颌或头颈部移动,这种征象也是发生心搏骤停的表现,这需要一定的经验,对于非医务人员判断起来会有一定的困难。

异常呼吸是指呼吸频率每分钟 >30 次或 <10 次,出现呼吸杂音。患者因疾病或情绪激动可导致呼吸频率过快,应注意识别。

(5)检查脉搏:脉搏可提示血液循环的状况。如果患者手腕处桡动脉的搏动消失,注意排除休克状态。如果颈动脉搏动消失,提示心搏骤停。对于婴儿,应检查其肱动脉搏动。方法是触摸婴儿身体靠近施救者一侧的上臂中央内侧。非医务人员检查脉搏有一定困难,有时会因此而延迟救治,故一般不要求进行检查。

> **注意**:以上评估只要有一项内容出现异常,应立即拨打急救电话120。

2. 处置措施　检查过程中如发现严重问题,除拨打急救电话 120 外应实施紧急措施进行急救,包括制止严重出血、保持呼吸道通畅、实施心肺复苏等。有时需要施救者权衡即将采取措施的风险 / 收益比,尽可能提高急救效率。

3. 获取病史资料　进行评估时,如患者意识清楚,通过询问获得患者症状和既往病史,这些资料对疾病的诊断和治疗有很大帮助。询问的内容包括患者的主要症状、既往病史、过敏史、服药史、最后一次进餐的情况、事件的完整经过等。

急救四步法

通常情况下,施救者在现场展开急救时可按照急救四步法程序实施(表2-1)。

表 2-1 急救四步法

步骤	操作
1-评	评估环境,确保安全
2-查	初步检查,必要措施
3-呼	呼叫报警,急救器材
4-救	详细检查,正确施救

(一)"1-评":评估环境,确保安全

1.解除危险 在现场救助患者时,首要的工作是评估现场是否有潜在的危险。如条件允许,应尽可能解除。

(1)怀疑煤气泄漏的现场:切勿按电门铃和使用电话或开启任何电器,以免发出静电火花,引起爆燃。

(2)交通事故现场:必须确保道路交通已被控制,正确摆放警示标识,观察车辆有无漏油。应首先关闭汽车引擎及充分制动后,留意车辆变形产生的棱角和锐利边缘,方可进行急救。

(3)触电事故现场:必须先用安全方法将患者与电源隔离或切断电源后,方可接近患者。

2.采取通用防护措施 在急救过程中,施救者可能接触到患者的血液或体液,如果施救者皮肤有伤口,有些病原微生物如病毒、细菌等可能由此进入体内造成感染。在急救时,为防止施救者与患者之间的交叉感染,应采取通用防护措施。

3.紧急转移 施救过程中,一般不移动患者,应就地急救。只有当患者处在危险之中或重大急救措施不能实施时,方可移动。移动患者时应避免二次伤害。

（二）"2-查"：初步检查，必要措施

1. 目的　明确患者是否需要急救，并在第一时间给予必要的救命措施。如患者有活动性的大出血，此时应立刻为患者实施有效止血，同时尽快拨打急救电话120。

2. 内容和顺序　在初步检查阶段，应首先评估意识反应、气道是否通畅、呼吸和脉搏等生命体征是否正常。创伤患者应优先评估有无威胁生命的出血，然后评估其他伤势。一般情况下，检查与急救可同时进行，先处理可能威胁生命的情况。施救者应随时留意患者的意识状态和语言内容，不断安慰及鼓励清醒的患者，需要医疗援助时应迅速求助。"2-查"的具体内容和要求可参考上文"患者评估"内容。

（三）"3-呼"：呼叫报警，急救器材

1. 呼救求助　大声呼叫周边人员来帮助。

2. 拨打120　"120"是全国统一的医疗急救报警电话号码，设立在各地急救中心内。当发生急症、人身伤害时，应尽快拨打急救电话120向急救中心呼救。急救中心会尽快派出救护车、医务人员携带急救器材到现场实施专业抢救，稳定病情，护送医院。

（1）独自一人：立即呼喊求助。如果无人应答，请将手机置于免提模式拨打急救电话120。

（2）他人在场：施救者应守在患者身边，准备施救，指派在场的其他人打急救电话120并取来急救器材。

3. 及时报警　尽早识别紧急事件并拨打急救电话120。只要发生以下情况就应该立即拨打120呼救。

（1）评估异常：初步检查患者时发现任何一项异常者。

（2）不知所措：当你不知道该怎样处置，自觉能力不足时。

（3）情况严重：出现危重征象（表2-2）或施救者主观感觉需要医疗救助时。

表 2-2　患者危重征象

序号	内容
1	意识不清,对声音或痛觉无反应
2	胸部不适或胸痛
3	呼吸困难
4	突发偏瘫、失语、口角歪斜
5	严重创伤
6	全身抽搐
7	呼吸道异物梗阻
8	急性中毒等

4.拨打急救电话 120 的要点　其要点及注意事项见表 2-3。

表 2-3　拨打急救电话 120 的要点及注意事项

序号	内容
1	讲清目的:"这里有病人(伤员),要急救车"
2	简要描述最紧急的情况及发生时间,如创伤、心脏病发作、呼吸困难等
3	讲清患者所处的地址:依次描述区、街道、小区(胡同)、楼号及门牌号,可借助显著的地标描述
4	患者资料:尽可能提供患者大致年龄、性别等
5	特殊情况:大型事故灾难,如煤气泄漏、火灾、爆炸等。群体伤尽量提供受伤人数、伤势和事故原因

序号	内容
6	联系电话:留下可联系电话并保持电话畅通
7	适时挂断:得到120调度提示后方可挂断电话。回答调度员的问题不会延误医疗救助

5. 就近取得急救物品　如有可能尽快将附近的急救包和急救器材拿到患者身边,如自动体外除颤器(automated external defibrillator, AED),以便在需要时为患者使用。施救者应熟知其工作场所附近的急救包和急救器材(包括AED)的位置,以尽快拿取使用。

6. 提示　有些地区120调度使用电脑软件提示下的自动调派系统工作,报警人应依从120调度的询问程序并用简短明确的语言回答。此时不要打断调度员的询问顺序。使用这些系统的调度员经常会通过电话对现场人员进行急救指导,请按照120调度的指导进行操作。

(四)"4-救":详细检查,正确施救

1. 详细检查,稳定病情　我国很多地区急救服务系统的应急响应时间比较长,在等待救护车和急救医生时,施救者可以根据情况对患者实施详细检查,并采取有效而安全的急救措施,稳定病情,减轻痛苦,防止恶化。

(1)检查生命体征:持续观察意识、呼吸、脉搏的变化,危重患者每5分钟、病情稳定患者每15分钟重复检查1次,并进行记录。

(2)询问病史:施救者需要在现场寻找和了解患者的病史、症状及体征,以判断伤势的轻重。清醒患者的病史可由患者自述;意识不清患者可由目击者叙述,观察环境,寻找线索,在患者身上寻找有关病历资料,例如带有医学信息的佩饰(项链或手环)。了解患者过去患有何种疾病或长期服用何种药物,以便准确地处理病(伤)情。

症状:患者描述的主观感觉,如疼痛、口渴、发冷、恶心、麻痹、无法用力等。

　　体征:施救者运用视、听、触及嗅觉检查患者。亦可根据患者陈述的症状去检查,例如因患者自诉足踝疼痛而发现足踝肿胀的体征。

　　(3) 检查伤势:检查患者伤势(图 2-2),顺序是从头到脚,从上到下,两侧对比。注意有无出血、疼痛、肿胀或其他异常情况。为了方便检查,急救者有时需要为患者脱去衣物、鞋袜,但须尊重患者的隐私及减少对患者的不必要的移动。当脱除衣物有困难时,可用剪刀小心剪开。

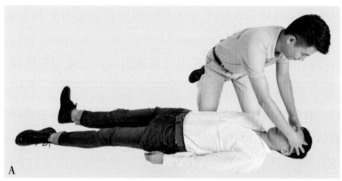

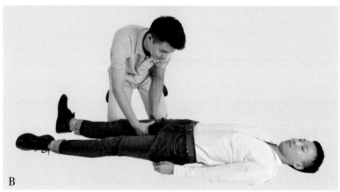

图 2-2　检查患者伤势
A.检查患者头部;B.检查患者四肢。

2.妥善处理　针对清醒患者,对症处理。如患者意识不清,要确保呼吸道通畅,如有需要将其放置于复原卧位。

思 考 题

1. 现场急救的原则有哪些?
2. 急救四步法的内容有哪些?
3. 施救时为确保安全应考虑哪些方面?
4. 拨打急救电话 120 时应注意什么?

第二部分
心肺复苏与自动体外除颤器应用技术

教学目标

掌握：

1. 心肺复苏的适应证。
2. 成人心肺复苏的操作技能。
3. 生存链概念。
4. 判断意识、呼吸的方法。
5. 自动体外除颤器的操作技能。

熟悉：

1. 终止心肺复苏的条件。
2. 儿童、婴儿心肺复苏流程。

了解：

1. 维持生命的基本条件。
2. 胸外按压、人工呼吸的原理。
3. 自动体外除颤器概念及特殊环境下的使用。

3. 基本生命支持概述

维持生命的基本条件

1.气道　为气体进出人体的通道,包括鼻、咽、喉、气管、支气管(图3-1)。气道通畅可确保空气能进入肺内。

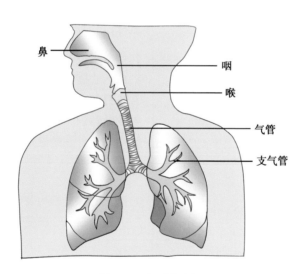

图3-1　气道解剖图

2.呼吸　是指机体与外界环境之间进行气体交换的过程。通过有效呼吸,氧气才可以进入肺内,再通过肺部进入血液,输送到全身各个器官组织。各器官组织产生的代谢产物如二氧化碳,再经过血液循环运送到肺,然后经呼吸道排出体外。如果氧气供应受到影响或阻碍,就会对生命构成威胁。

3.血液循环　心血管系统由心脏和血管组成(图3-2),血管又由动脉、静脉和毛细血管组成;整个生命活动过程中,心脏不停地跳动,推动血液在心血管系统内循环流动(图 3-3),通过血液循环将营养物质和氧气输送到全身各处,同时将机体产生的二氧化碳和废物排出。循环功能一旦发生障碍,人体重要脏器将受到严重损害,甚至危及生命。

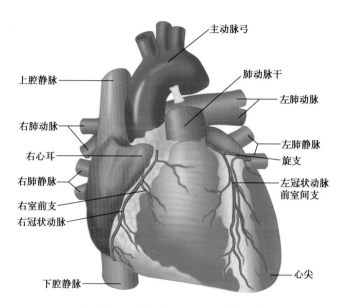

图 3-2　正常心脏和心脏血管解剖图

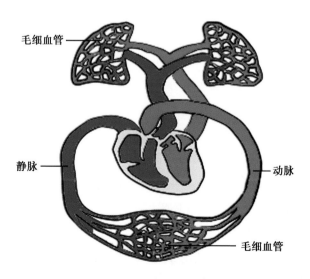

图 3-3　血液循环示意图

心搏骤停与呼吸骤停

1. 心搏骤停　是指心脏由于某种原因突然停止有效跳动,泵血功能消失,引起全身严重缺血、缺氧。若不及时抢救可直接导致死亡。

2. 呼吸骤停　是指人的呼吸运动突然停止,常见原因包括脑卒中、药物过量、溺水、窒息等。呼吸骤停如不纠正,很快会导致心搏骤停。

心肺复苏与自动体外除颤器

3

1. 心肺复苏(cardiopulmonary resuscitation,CPR)　是在发病现场挽救心搏骤停、呼吸骤停患者的急救技术,即通过胸外按压和人工呼吸的方法形成暂时的人工血液循环和呼吸运动,以维持患者心、脑等重要器官的存活,提高心搏骤停的抢救成功率。

2. 自动体外除颤器(automated external defibrillator,AED)　是一种安全、便携、易操作的急救设备,可自动检测导致心搏骤停的异常心脏节律——心室颤动等,并实施电击除颤,从而使心跳恢复,挽救生命。它适用于成人、儿童、婴儿。

3. 配合使用　第一目击者早期识别心搏骤停患者,及早拨打急救电话120,尽早实施心肺复苏并配合 AED 的使用,可显著提高心搏骤停抢救成功率。

4. 及时规范　心跳停止 4~6 分钟以后,大脑皮质就开始发生不可逆转的损伤,超过 10 分钟,脑组织的大部分均已坏死。心肺复苏的最终目的是恢复患者的大脑功能,即实现心肺脑复苏。脑复苏的关键是在心跳停止 4 分钟内进行心肺复苏。及时、规范地实施心肺复苏,可显著提高复苏成功率。有的第一目击者担心对患者实施胸外按压可能造成严重的并发症,实际上,只要实施规范的操作,出现这种风险的概率很低。但是如果未给予心搏骤停患者及时的心肺复苏抢救,患者的结局必然是死亡!

5. 电话指导　相关研究表明,第一目击者在 120 调度员电话指导下进行心肺复苏,可提高心搏骤停的抢救成功率。5G 等新科技的应用,会提高 120 调度电话指导的准确率和效率。

生存链

1. 定义 将抢救心搏骤停的关键要素按照发生的时间顺序串联在一起，形成一个挽救生命的"链条"，称为生存链。生存链的概念是由欧美等发达国家的专业研究机构在十几年前提出来的，2020 年进行了更新。生存链的意义在于，提高社会公众对影响心肺复苏成功率关键因素的认识，从而身体力行，将生存链紧密连接，环环相扣，提高心搏骤停患者的抢救成功率。

2. 分类 根据年龄特点将生存链分为成人和儿童两个类别。发生在医院之内（院内）、医院之外（院外）的心搏骤停的生存链内容有所不同。以下重点学习成人、儿童院外生存链。

（1）成人院外生存链：内容见图 3-4、表 3-1。

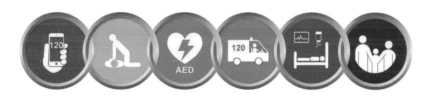

图 3-4 成人院外生存链

表 3-1 成人院外生存链

环节	具体内容
第一环	立即识别心搏骤停，拨打急救电话 120，并获取急救器材
第二环	尽早实施着重于胸外按压的高质量心肺复苏
第三环	使用 AED 快速实施电击
第四环	120 急救车尽快到达，提供高级生命支持
第五环	自主循环恢复后，在医院内接受多学科综合治疗
第六环	复苏后的康复治疗

第一环　立即识别心搏骤停,拨打急救电话120,并获取急救器材

当发现患者出现意识不清、无呼吸或仅有濒死叹息样呼吸,应立即拨打急救电话,并取来急救物品。全国统一的医疗急救电话号码是"120"。

第二环　尽早实施着重于胸外按压的高质量心肺复苏

经过评估,患者如无意识、无呼吸或仅有濒死叹息样呼吸,即考虑患者发生了心搏骤停,立即给予持续高质量心肺复苏。如施救者不愿或不能给予人工呼吸,亦应单纯给予胸外按压,直至专业急救人员到场接替。

第三环　使用 AED 快速实施电击

大多数患者发生心搏骤停的早期,心脏处于一种叫作"心室颤动"(简称室颤)的异常心律状态,此时心脏无法泵出血液,且无血液循环。唯一有效治疗室颤的方法是电击除颤。对心搏骤停的患者来说,电击时间的早晚是决定能否存活的关键。AED 是一种现场急救的便携式急救设备,其可以经内置电脑分析确定患者是否需要并给予电击除颤。社会公众经过短期培训,即可掌握操作技术。公共场所普遍安装 AED,可以使在医院外发生室颤的患者得到及时的电击治疗。

第四环　120急救车尽快到达,提供高级生命支持

由于完善的城乡急救医疗服务体系建设,第一目击者通过拨打急救电话120,使患者早期得到急救医疗服务。社会车辆为救护车让行,是影响急救医疗服务早期到达现场、缩短急救反应时间的关键因素。专业急救人员到现场实施有效的高级生命支持,包括开放静脉通道、应用复苏药物、进行心脏电击除颤和人工高级气道或机械辅助呼吸等,并尽快将患者转运至有能力提供进一步救治的医院。

第五环　自主循环恢复后,在医院内接受多学科综合治疗

经过现场心肺复苏,恢复自主循环的患者应尽快到医院接受复苏后的多学科综合治疗,尤其是针对可逆的病因治疗,才能最终实现心肺脑复苏成功。

第六环　复苏后的康复治疗

心肺复苏抢救成功的患者应接受正规、全程的康复治疗,恢复正常社会生活。

(2)儿童院外生存链:内容见图3-5、表3-2。

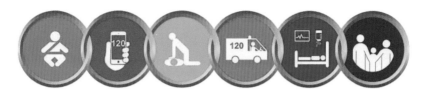

图 3-5　儿童院外生存链

表 3-2　儿童院外生存链

环节	具体内容
第一环	预防心搏骤停
第二环	尽快拨打急救电话 120，并取来急救器材
第三环	早期高质量心肺复苏
第四环	有效的儿科高级生命支持
第五环	自主循环恢复后，在医院内接受综合治疗
第六环	复苏后的康复治疗

终止心肺复苏的条件

一旦确认患者发生心搏骤停或呼吸骤停，心肺复苏必须持续进行，除非出现以下情况：

1. 复苏有效　患者恢复自主呼吸和心跳，或出现肢体活动等复苏有效的指征。

2. 医务人员到达　接替实施高级心肺复苏，又称作高级生命支持。

3. 现场环境不安全　威胁到施救者的生命安全。

4. 心肺复苏

原理

（一）胸外按压的原理（图4-1）

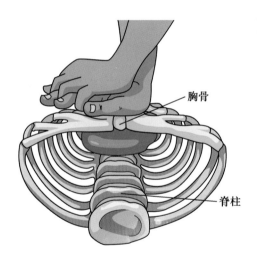

图4-1　胸外按压原理示意图

1. 胸泵原理　按压胸骨时,胸腔内压力增大,进而促使血液流动,使心脏内血液泵入动脉;在放松按压后,胸腔内压力降低,静脉血回流至心脏,使心脏恢复充盈。

2. 心泵原理　心脏直接受到挤压也会产生排血;放松时,心脏回弹舒张,使静脉血回流。

3. 共同作用　多数学者认为,胸外按压能维持血液循环是以上两种机制共同作用的结果。有效的胸外按压可使心排血量达到正常心跳时的 30%,满足人体最低的血液循环的需要。

(二) 人工呼吸的原理

1. 压力差　运用肺内压与大气压之间压力差,使患者通过被动式呼吸获得氧气,排出二氧化碳,维持生命所需的气体交换。

2. 保证氧供　空气中氧气含量约为 21%,人体呼出的气体中氧气含量约为 17%,施救者平静呼出的气体进入患者体内,可以保证患者重要脏器的最低氧气需求。

评估技术

1. 评估意识　轻拍患者双肩,大声呼唤,如无反应则考虑意识丧失。

2. 评估呼吸　观察患者胸腹部有无起伏,有无口鼻的呼吸动作,用时 5~10秒,如未见到起伏或呼吸动作则视为呼吸停止。部分患者表现为呼吸频率缓慢且不规则,呼吸时张嘴并伴有下颌或头颈部移动,为濒死叹息样呼吸。此种呼吸为无效呼吸,也需要心肺复苏,但评估时有一定难度。

3. 评估脉搏　用 2~3 根手指触摸患者一侧颈动脉搏动,用时 5~10 秒。如第一响应人为医务人员,在评估呼吸时应同时评估颈动脉搏动(适用于成人、儿童)或肱动脉(适用于婴儿)。

注意:如施救者为社会公众,不需要检查脉搏!

4. 心搏骤停的评估　施救者评估患者发生心搏骤停时,需要满足其意识丧失且呼吸停止或仅有濒死叹息样呼吸的条件。当第一响应人为医务人员时,除上述条件外,需要确认患者颈动脉(成人、儿童)或肱动脉(婴儿)搏动消失。

操作技术

（一）体位

1.患者体位　实施心肺复苏时,应使患者仰卧在坚实的平面上。如果患者躺在软床或沙发上,应迅速将其移至地面或在背部垫上硬板。

2.施救者体位　施救者可站立或跪在患者的一侧,如果现场环境有限,可采取变通的方法,以操作方便为宜。

（二）胸外按压

1.部位　胸骨下半部(参考位置:标准体型患者为两乳头连线与身体正中线交点)。

2.方法　为成人患者胸外按压时,施救者双手掌根重叠,贴腕翘指,双上肢夹紧伸直,以髋关节为轴,垂直向下按压(图4-2)。儿童采用单掌(图4-3)或双掌按压,婴儿采用双指法、双拇指环绕法、单掌按压。

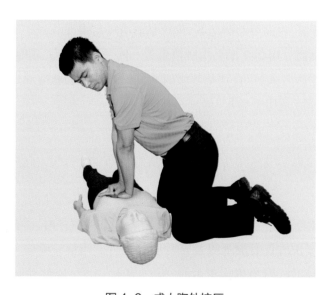

图4-2　成人胸外按压

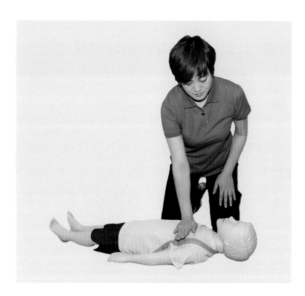

图 4-3　儿童单掌胸外按压

3. 技术要点

（1）按压频率：每分钟 100~120 次。

（2）按压深度：成人 5~6 厘米，儿童至少为胸部厚度的 1/3 或 5 厘米左右，婴儿至少为胸部厚度的 1/3 或 4 厘米左右。

（3）完全回弹：确保每次按压后胸部完全回弹，上抬时掌根与患者胸部保持接触但不要倚靠。

（4）减少中断：按压中断时间应控制在 10 秒之内。

（三）开放气道

1. 方法　采用仰头提颌法开放患者气道，一手压患者前额，另一手中指、食指置于患者下颌的骨性部位，向上抬起，使头部后仰（图 4-4），但要避免压迫颈部软组织。

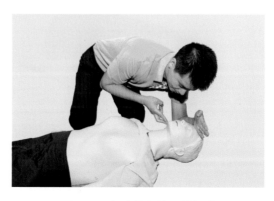

图 4-4　仰头提颌法开放气道

2.注意事项 呕吐物、痰液、血液、义齿（即假牙）等异物可能造成气道阻塞。在开放气道的同时，如有可见的异物应及时清除，保持气道通畅。

（四）人工呼吸

1.方式 人工呼吸的常用方式有口对口、口对口鼻、口对简易面罩等。实施人工呼吸时施救者应使用防护隔离装置。

2.建议 为了提高心肺复苏抢救成功率，应鼓励施救者在实施心肺复苏时给予人工呼吸，尤其是救助儿童、婴儿时，他们发生心搏骤停的原因更多的是呼吸系统疾病，给予人工呼吸显得尤为重要。如施救者不愿或不能进行口对口人工呼吸，可给予单纯胸外按压。

3.方法

（1）口对口人工呼吸（图4-5）：施救者一手捏紧患者鼻部，用嘴将患者的嘴完全封闭，使之不漏气，给予持续1秒的吹气，见患者胸部起伏即可。连续吹气2次，每次间隔1秒。

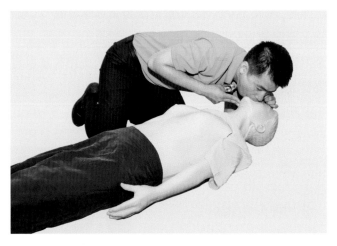

图4-5 口对口人工呼吸

（2）口对口鼻人工呼吸：实施婴儿人工呼吸时使用此方法。施救者用嘴将患儿的口鼻封住，给予持续1秒的吹气，见患儿胸部起伏即可。

（3）口对简易面罩呼吸（图4-6）：简易面罩通常有一个单向阀门，可阻止患者呼出的气体进入施救者的口腔，具有很好的隔离效果。面罩形状多一侧为尖头，放置时将该侧放置在鼻梁上，通气前务必确保气道开放和面罩与患者脸颊之间形成气密连接，通气效果较好。

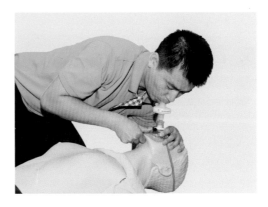

图4-6　口对简易面罩人工呼吸

4. 提示　进行人工呼吸时，如第1次未见胸廓起伏，则应重新调整气道，再次实施人工呼吸，如仍未成功，应立即恢复胸外按压，确保按压中断时间小于10秒。

5. 说明　胸外按压与人工呼吸比率为30∶2，即胸外按压30次、人工呼吸2次为1个循环。5个循环约2分钟时间。

（五）高质量心肺复苏关键点（表4-1）

表4-1　高质量心肺复苏关键点

要点	具体内容
用力压	成人按压深度至少5厘米，不要超过6厘米
快快压	保持按压频率每分钟100~120次
少中断	尽量减少按压中断，中断按压时间应小于10秒
要回弹	确保每次按压后胸部完全回弹
免过度	成人每次人工通气量为400~600毫升，通气时间持续1秒，通气后可见胸部起伏
勤交换	为确保按压质量，心肺复苏进行5个循环（约2分钟）时可交换按压职责，或在感到疲劳时提前交换按压职责；交换时间应小于5秒

4

5. 自动体外除颤器

原理

1.心室颤动　简称室颤;为心室肌快而微弱的收缩或不协调的快速乱颤,其结果是心脏不能泵出血液,心音和脉搏消失,是心搏骤停的一种表现。此时心、脑等重要器官和周围组织血液灌注停止,如不及时纠正,患者很快会死亡。由于衰老和慢性病衰竭期导致的室颤称为继发性室颤,是临终前的表现,一般难以逆转。而在机体并没有衰竭时突然发生的室颤称为原发性室颤,及时抢救可以终止,患者有长期存活的可能。据相关统计,大约80%非创伤性心搏骤停患者最初的心律表现为室颤。如果能够通过早期急救及时终止室颤状态,就能改变死亡进程,挽救生命。室颤的临床表现包括意识丧失、呼吸停止、大动脉搏动消失。室颤发生早期,患者除了突然意识丧失外,还可有濒死叹息样呼吸、四肢短暂抽搐,此时应尽早鉴别,及时抢救。

2.电击除颤　是以一定量的电流电击心脏使室颤终止的方法。这种电击治疗,可以消除室颤这种致命的恶性心律失常,恢复心脏正常的泵血功能。有研究表明,从心搏骤停至除颤每延迟1分钟,患者生存的概率降低7%~10%,及时发现并在心肺复苏基础上尽快电击除颤可挽救很多生命。另外,有些患者的心律表现为没有大动脉搏动的室性心动过速,即无脉性室性心动过速,抢救方法和室颤一样。

3.自动体外除颤器(AED)　AED是一种具备电击除颤功能的便携式医疗器械。与医务人员使用的专业除颤器不同的是,AED易于操作,稍加培训即能熟练使用,是专为公众设计的现场急救设备。

AED内置有电脑分析系统,可自动识别患者的心律是否处于室颤状态并可自动充电。通过语音或视频提示,可指导非医疗专业人员在现场完成救命的电击除颤行为。在紧急情况下,尽早使用 AED 对心搏骤停的患者进行电击除颤,对挽救生命将起到至关重要的作用。值得注意的是除颤器本身并不能让患者恢复心跳,而是通过电击使室颤终止。

心脏摆脱室颤的干扰后,需要依靠心肌的自律性、传导性和收缩性来恢复搏动。临床研究显示,即使恢复了心跳,心脏跳动也非常微弱。所以电击后,施救者还应该继续胸外按压和人工呼吸抢救 2 分钟后,再判断电击是否有效。

操作技术

1.原则 在公共场合遇到突然倒地的患者,应首先评估环境,保证安全,然后检查患者生命体征。当患者没有反应时要尽快拨打急救电话 120 并取来附近的 AED 和急救包。当发现患者没有呼吸或仅有濒死叹息样呼吸时,要立即进行心肺复苏。拿到 AED 后,施救者应停止心肺复苏,按照 AED 提示操作。每种 AED 都有相应的操作提示,包括语音、图示、视频等。

2.操作步骤 AED 操作步骤见表 5-1。

表 5-1   AED 操作步骤

步骤	操作
1- 开机	按下开关键(图 5-1A),有些 AED 打开盖子时会自动开启电源,可按其发出的语音提示操作
2- 连接	根据提示,解除患者上身的衣物,撕去自粘式电极片贴膜,将一个电极片贴在右锁骨正下方、胸骨旁边;另一个电极片贴在左乳头的外下方,电极片中心在腋中线上(图 5-1B),电极片上缘距腋下 7~8 厘米(成人) 电极片应紧贴患者胸部皮肤,不能留有空隙。有些 AED 还需要将电极片插头与机器连接
3- 分析	贴好电极片后,AED 会提示开始自动分析患者心律,此时施救者应确保没有任何人与患者接触(图 5-1C)
4- 放电	当得出分析结果,提示需要电击时,AED 会自动充电。看到放电键闪烁伴蜂鸣音提示时,施救者应再次确认自己、同伴及周围人员没有和患者接触,然后迅速按下放电键实施电击 (图 5-1D) 放电后不要马上评估患者,应立即恢复心肺复苏 (图 5-1E、F)。如 AED 不提示电击,施救者应开始心肺复苏

5

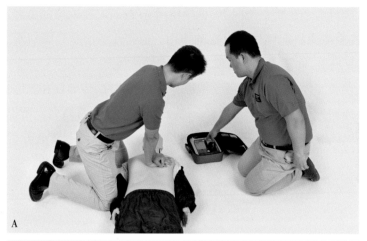

A

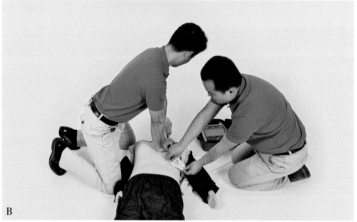

B

5

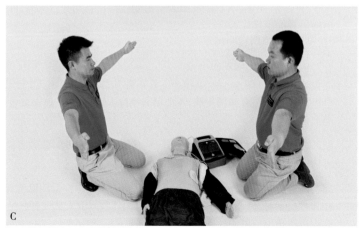

C

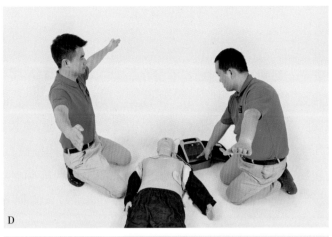

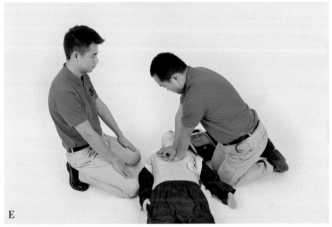

5

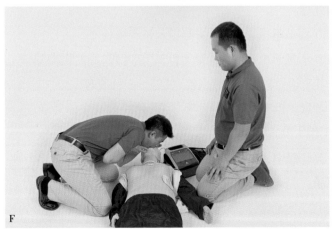

图 5-1　AED 操作步骤
A. 开机;B. 连接;C. 分析;D. 放电;E、F. 持续心肺复苏。

注意事项

1. 确保安全　评估环境,注意观察潜在危险。不要在氧气、天然气等易燃易爆气体聚集处或在水中使用 AED。施救者必须控制旁观者远离患者,尤其是焦急的亲属。在 AED 自动分析和按下电击键实施电击前,施救者必须大声警告旁人离开患者,并查看四周确保没有任何人与患者身体接触。

2. 正确使用电极片　把电极片紧贴在胸部正确位置,应确保胸部皮肤清洁干燥,电极片与皮肤有良好的接触。如有必要可去除过长的胸毛,擦干皮肤上的汗或水,使电极片紧贴皮肤。

3. 避免影响 AED 分析心律的因素　AED 分析心律时应尽可能稳定患者身体,摇晃、颠簸会对 AED 的自动分析造成干扰。

4. 去除阻碍电击的物品　施救者必须小心观察患者胸部是否植入起搏器、体内除颤器,若贴片区域有植入性起搏器,则调整贴片位置,不要将其置于起搏器上方皮肤,避免影响电击效果。若贴片区域有膏药或药物贴片,应迅速移除。

5. 尽量减少胸外按压的中断　在分析心律、实施电击时,要避免接触患者。操作过程中要尽量减少胸外按压的中断时间。

6. 按照 AED 提示操作　AED 在自动分析之后,可能出现以下几种情况,对此应分别处理。

（1）AED 提示电击,此时应按照提示进行操作。

（2）AED 不提示电击,但患者无意识、无呼吸,此时需要继续心肺复苏。

（3）患者意识及呼吸、心跳恢复,可停止心肺复苏。

（4）患者意识没有恢复,但呼吸恢复,此时多有肢体活动,亦可停止复苏,密切观察,不用去除电极片。

（5）抢救过程中,如不能确认患者为何种状态,都应继续心肺复苏直到急救医生到现场。

AED 每过 2 分钟就会对患者心律进行自动分析。此时需暂停复苏操作,根据它的提示操作。施救者可同时观察患者的意识和呼吸情况。如患者没有恢复,心肺复苏要持续进行。注意不要关闭 AED,直到急救医生赶到现场。

特殊情况下的使用

1. 特殊环境　在雪地和小水坑可正常使用 AED。但是,粘贴电极片位置的皮肤必须是清洁干爽的。

2. 特殊人群　儿童多因气道、呼吸系统疾病或休克引起心搏骤停,其原发性室颤相对于成年人较少。儿童心搏骤停应首选具有儿童模式的 AED。儿童模式包括儿童型号的电极片,自动将电击能量降低到适宜的儿童水平等。

儿童模式 AED 适用于小于 8 岁、体重小于 25 公斤的儿童。但是如果没有儿童电极片,成人电极片也可用于 1~8 岁的儿童。8 岁以下的儿童粘贴电极片的位置在胸前和背后。

注意:儿童电极片不能用于成人。

3. 体温过低者　核心温度小于 30 摄氏度的心搏骤停患者,电击很少有反应,但是可以尝试电击 1 次,如不成功则放弃电击。应实施复温和心肺复苏,并尽快送医诊治。

4. 创伤性心搏骤停　指因严重创伤导致的心搏骤停,如失血过多、重要脏器损伤等。确定性的救命手术是最重要的治疗手段。如 AED 在场,仍需使用 AED 进行分析和评估。

5

6. 心肺复苏操作流程

成人心肺复苏流程

1.适用人群　青春期以上患者。青春期时第二性征出现,男性喉结发育及腋毛出现,女性乳房发育。如果不能确定是成人还是儿童,请将其视为成人提供救治。

2.成人心肺复苏流程　见表6-1。

表6-1　成人心肺复苏流程——单人心肺复苏操作步骤

步骤	操作
1–评	评估环境,确保安全(图6-1A)
2–查	通过轻拍双肩、大声呼唤确认患者是否有意识(图6-1B),如无任何反应则进入第3步
3–呼	呼喊求助,让前来帮忙的人拨打急救电话120,拿急救器材(图6-1C)。如独自一人,手机开启免提模式拨打120
4–救	(1)用5~10秒观察胸腹部有无起伏,如无呼吸或仅有濒死叹息样呼吸(图6-1D),持续心肺复苏 (2)将患者放置于坚实的平面上,取平卧位 (3)胸外按压(图6-1E) • 双掌根重叠,贴腕翘指,放置于胸骨下半部 • 按压30次,以每分钟100~120次的频率垂直按压,深度至少5厘米,不超过6厘米,确保每次按压后胸廓完全回弹,尽量减少按压中断时间 (4)开放气道:仰头提颌法开放气道(图6-1F) (5)人工呼吸 • 口对口(图6-1G)或口对面罩人工呼吸2次,每次吹气持续1秒

步骤	操作
4- 救	• 确保每次吹气时有可见的胸部隆起,注意避免过度通气 (6)尽早应用 AED • 如可以获取 AED,应尽早应用 • 开机后按语音提示操作 • 确保 AED"分析心律"和准备放电时无人接触患者 (图 6-1H) • 尽快实施电击 **提示**:实施 30 次胸外按压、2 次人工呼吸交替进行,尽早应用 AED。如有旁人在场,每 2 分钟(疲劳时可更早)交换按压职责,以确保胸外按压质量。直到专业医务人员到场接替或患者有反应

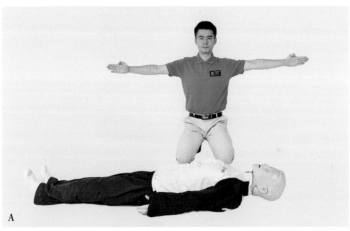

A

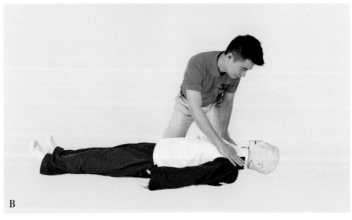

B

6

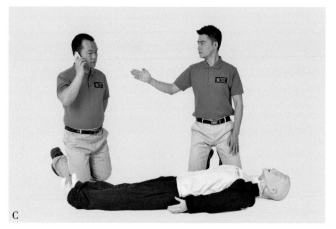

C

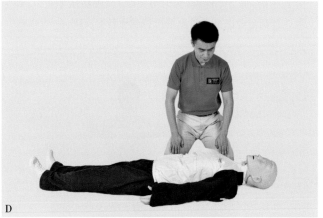

D

6

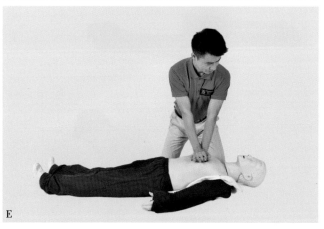

E

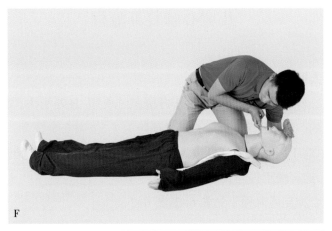

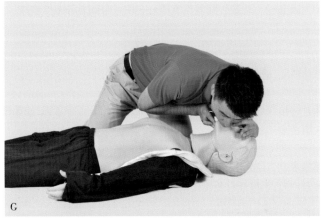

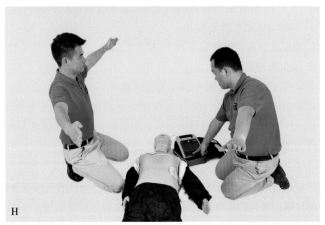

图6-1 成人心肺复苏流程——单人心肺复苏操作步骤
A. 确保安全;B. 评估意识反应;C. 启动应急系统;D. 评估呼吸;
E. 胸外按压;F. 开放气道;G. 人工呼吸;H. AED 操作。

6

儿童心肺复苏流程

1. 适用人群　1岁至青春期。

2. 儿童心搏骤停原因　多是由于呼吸系统疾病、意外受伤、气道异物梗阻等原因引起的。针对儿童伤害,关键以预防为主,强调安全教育。在发生心搏骤停时,如只有1名施救者且身边无手机时应先进行2分钟心肺复苏,再去拨打急救电话,这有助于提高儿童的抢救成功率。

3. 儿童心肺复苏流程　见表6-2、图6-2。

表6-2　儿童心肺复苏流程——单人心肺复苏操作步骤

步骤	操作
1- 评	评估环境,确保安全(图6-2A)
2- 查	通过轻拍双肩、大声呼唤(图6-2B)确认患儿是否有意识,如无任何反应则进入第3步
3- 呼	呼喊求助,让前来帮忙的人拨打急救电话120,拿急救器材(图6-2C)。如果独自一人,手机开启免提模式拨打120
4- 救	(1) 用5~10秒观察胸腹部有无起伏,如无呼吸或仅有濒死叹息样呼吸(图6-2D),持续心肺复苏 (2) 将患儿放置于坚实的平面上,取平卧位 (3) 持续胸外按压 • 单掌或双掌根重叠(图6-2E),放置于胸骨下半部 • 按压30次,以每分钟100~120次的频率垂直按压,深度至少为胸部厚度的1/3或大约5厘米,确保每次按压后胸廓完全回弹,尽量减少按压中断时间 (4) 开放气道:仰头提颌法开放气道(图6-2F) (5) 人工呼吸 • 口对口(图6-2G)或口对面罩人工呼吸2次,每次吹气持续1秒 • 确保每次吹气时有可见的胸部隆起,注意避免过度通气 (6) 尽早应用AED • 如可以获取AED,应尽早应用 • 开机后按语音提示操作

6

续表

步骤	操作
4– 救	• 确保 AED "分析心律"和准备放电时无人接触患者 • 尽快实施电击

提示：实施 30 次胸外按压、2 次人工呼吸交替进行，尽早应用 AED。如有旁人在场，每 2 分钟（疲劳时可更早）交换按压职责，以确保胸外按压质量。直到专业医务人员到场接替或患儿有反应

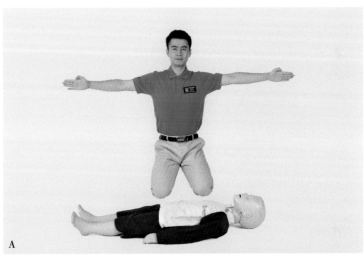

A

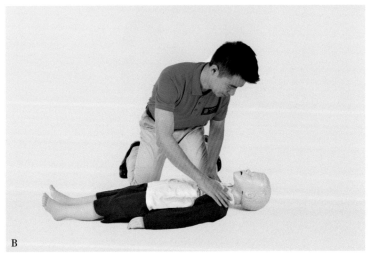

B

6

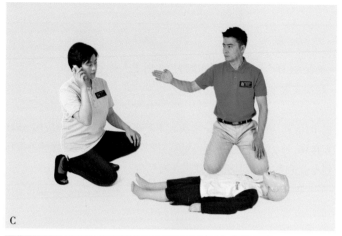

C

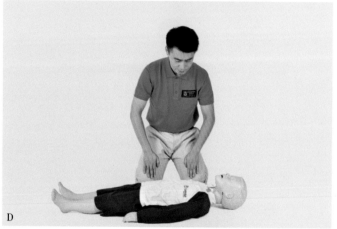

D

6

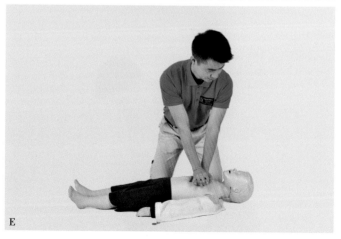

E

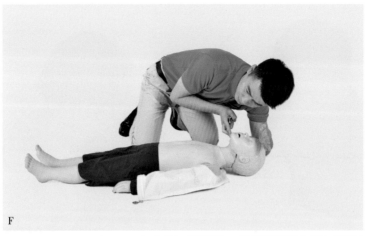

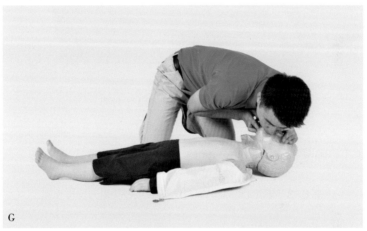

图 6-2　儿童心肺复苏流程——单人心肺复苏操作步骤
A. 确保安全；B. 评估意识反应；C. 启动应急系统；D. 评估呼吸；E. 胸外按压；
F. 开放气道；G. 人工呼吸。

6

婴儿心肺复苏流程

1. 适用人群　出生超过 28 天且 1 岁以内婴儿。

2. 评估与呼救　通过拍打足底评估患儿意识。抢救婴儿时，如只有 1 名施救者且身边无手机，应在评估后先进行 2 分钟的心肺复苏再去拨打急救电话，或者抱着婴儿前去打求救电话，途中不要间断心肺复苏（图 6-3）。

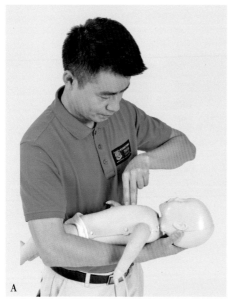
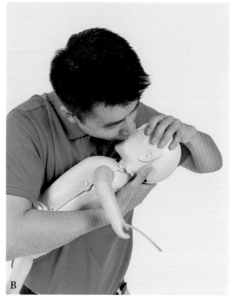

图 6-3　行进中婴儿心肺复苏

A. 胸外按压；B. 口对口鼻人工呼吸。

3. 婴儿心肺复苏流程　见表 6-3。

表 6-3　婴儿心肺复苏流程——单人心肺复苏操作步骤

步骤	操作
1- 评	评估环境，确保安全（图 6-4A）
2- 查	通过拍打足底、大声呼唤（图 6-4B）确认患儿是否有意识，如无任何反应则进入第 3 步
3- 呼	呼喊求助，让前来帮忙的人拨打急救电话 120，拿急救器材（图 6-4C）。如果独自一人，手机开启免提模式拨打 120
4- 救	（1）用 5~10 秒观察胸腹部有无起伏，如无呼吸或仅有濒死叹息样呼吸（图 6-4D），持续心肺复苏 （2）将患儿放置于坚实的平面上，取平卧位 （3）持续胸外按压 · 双指放置于双乳头连线中点下方（图 6-4E）

6

步骤	操作
4- 救	• 按压 30 次,以每分钟 100~120 次的频率垂直按压,深度至少为胸部厚度的 1/3 或大约 4 厘米,确保每次按压后胸廓完全回弹,尽量减少按压中断时间 (4)开放气道:仰头提颌法开放气道(图 6-4F) (5)人工呼吸 • 口对口鼻(图 6-4G)或口对面罩人工呼吸 2 次,每次吹气持续 1 秒 • 确保每次吹气时有可见的胸部隆起,避免过度通气 (6)尽早应用 AED • 如可以获取 AED,应尽早应用 • 开机后按语音提示操作 • 确保 AED"分析心律"和准备放电时无人接触患儿 • 尽快实施电击 提示:实施 30 次胸外按压、2 次人工呼吸交替进行,尽早应用 AED。如有旁人在场,每 2 分钟(疲劳时可更早)交换按压职责,以确保胸外按压质量。直到专业医务人员到场接替或患儿有反应

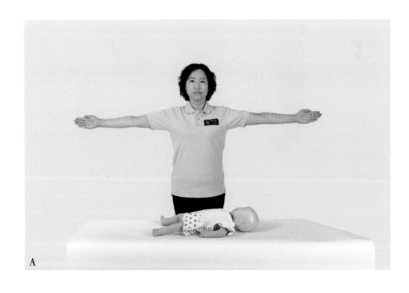

A

6

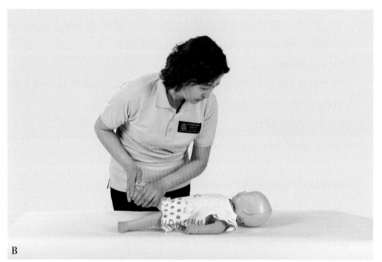

B

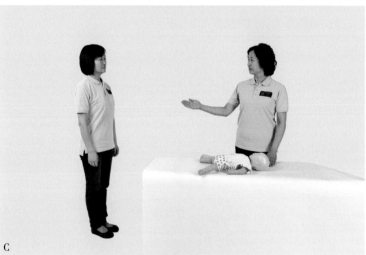

C

6

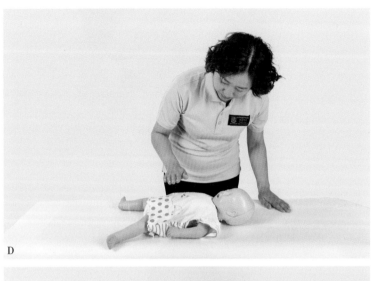

D

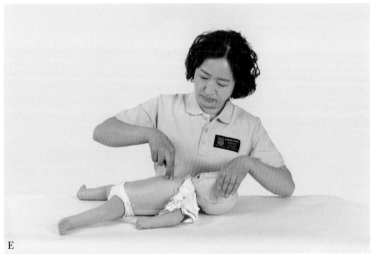

E

6

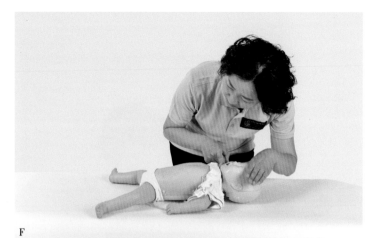

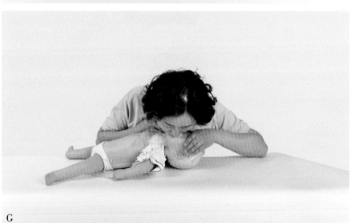

图6-4　婴儿心肺复苏流程——单人心肺复苏操作步骤

A.确保安全;B.评估意识反应;C.启动应急系统;D.评估呼吸;E.胸外
按压;F.开放气道;G.人工呼吸。

6

—— 思 考 题 ——

1. 非医务人员评估患者需要满足什么
   条件才可以实施心肺复苏?
2. 高质量心肺复苏的关键点有哪些?
3. 自动体外除颤器操作步骤是什么?
4. 什么条件下可以终止心肺复苏?